SUR UN CAS

DE

PARAPLÉGIE

DÉPENDANT DE LA SCLÉROSE

DE LA MOELLE ET DES MÉNINGES SPINALES

ÉTUDIÉ A MENTON

PAR LE

Docteur Jean-Joseph REALE

Ancien Médecin Assistant

à la Clinique Ophtalmologique de l'Université de Naples,

Membre de plusieurs Académies, etc., etc.

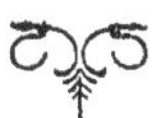

MENTON

IMPRIMERIE J.-V. ARDOIN, LIBRAIRE ET PAPETIER

2, *Rue Saint-Michel*, 2

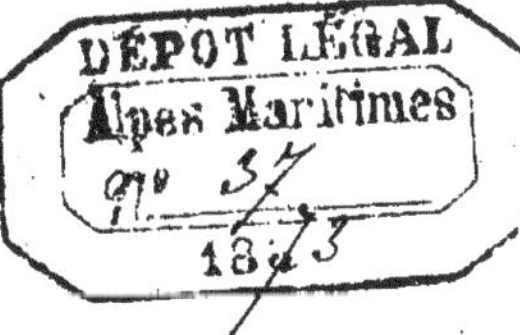

A Monsieur le Chevalier Innocenzo Cassini, de Perinaldo

Cher Monsieur,

Votre bienveillance habituelle à mon égard pendant les deux ans que j'ai demeuré à Périnaldo, me met dans l'impossibilité de jamais vous prouver la reconnaissance dont déborde mon cœur.

J'ai eu plus d'une fois l'intention de vous offrir un travail quelconque fait par moi, dans le seul but de vous prouver ma gratitude, mais je n'ai jamais eu le courage de le faire : je sentais trop la faiblesse de mes œuvres personnelles. Si, aujourd'hui, je triomphe de ma timidité, c'est que je peux vous offrir le fruit de l'étude des auteurs classiques les plus recommandables dont s'honore la science médicale.

Je comprends combien faible est l'offrande que je vous fais à vous dont la largeur de cœur est inépuisable et dont la richesse scientifique se compose des connaissances les plus exquises. Oui, mon offrande est indigne de vous, mais je connais votre indulgence et c'est ce qui m'encourage à agir de la sorte.

Daignez agréer l'expression de mes respectueuses sympathies.

Menton (Alpes-Maritimes), le 20 octobre 1873.

Dᴿ Jean-Joseph REALE.

SUR UN CAS DE PARAPLÉGIE

Qui bene judicat, bene curat.

Dans le mois de février 1873, la nommée Herminie N., de François, se présenta pour être soumise à mes soins. Elle était âgée de 42 ans ; tous ses organes étaient sains, les poumons, le foie, la rate, les glandes lymphatiques, le cœur, l'estomac, les viscères, tout en un mot, était dans l'état normal ; seulement on découvrait en elle des signes de paraplégie.

L'habitude des malades étant de vouloir tout raconter avant de permettre au médecin de se livrer au moindre examen, et ne voulant pas passer pour un docteur doué de peu de patience, ni surtout me heurter contre des habitudes innées, pour ainsi dire, chez les malades, je me soumis à entendre tous les faits passés et présents, me réservant plus tard de lui adresser les questions, que je croirais indispensables et me livrer à l'examen minutieux de la personne, afin de savoir à quel genre de maladie j'avais affaire et ensuite établir un diagnostic. L'usage de laisser parler le patient, avant de l'avoir soumis, au moins, à un examen superficiel, expose souvent le praticien à écouter une foule de détails, d'après lesquels il vient à reconnaître qu'au lieu d'avoir à combattre une affection de nature grave, le malade n'est atteint que d'un simple *coryza catarrhal.*

La nommée Herminie N., française, est née de parents pauvres, mais jouissant d'une santé robuste et son frère aîné, comme le cadet, sont doués tous deux d'une constitution forte, et ils ont des enfants qui n'ont jamais été malades. Depuis son enfance jusqu'en 1870, elle a mené une vie dure, travaillant sans relâche à la campagne, exposée à toutes les vicissitudes atmosphériques. Ayant dormi, il y a une vingtaine d'années, en plein air, elle fut atteinte de fièvre intermittente.

En 1870, un de ses parents étant mort, la laissant héritière d'une petite fortune, elle put mener une vie un peu plus aisée, mais elle m'avoua qu'à cette époque elle eut horriblement à souffrir à cause d'un homme qu'elle aimait éperdûment et qui, en 1864 et dans le mois d'octobre 1870, l'infecta de blennorrhagie et d'ulcères. Je ne fais mention de ceci qu'à titre de documents, car, à l'époque où je l'examinai, on ne constatait aucune trace d'infection constitutionnelle (1). Elle n'eut pas d'enfants et ne souffrit plus rien jusqu'au mois de juin 1871.

Elle commença alors à se plaindre de temps en temps de douleurs rachidiennes le long de l'épine dorsale, de la colonne vertébrale et spécialement aux vertèbres dorsales, une fois les douleurs devinrent si vives et si intenses, que la malade fut obligée de garder le lit pendant trois jours. Ces douleurs ayant cessé, la malade se leva se croyant guérie, parce qu'elle n'avait plus ressenti aucune douleur sur l'épine ni sur la colonne vertébrale, lorsque, quatre mois après, le 14 du mois d'octobre, elle commença à éprouver une certaine faiblesse au membre inférieur gauche sans avoir ni douleur, ni fièvre (2). Cette

---

(1) Ayant interrogé la malade sur la cure qu'elle fit pour la blennorrhagie, les ulcères et la fièvre intermittente, elle me répondit qu'elle ne pouvait me donner aucun détail, ne sachant pas le nom des médecines qu'on lui avait administrées.

(2) Depuis le commencement de la paralysie la menstruation a complètement disparu.

faiblesse s'augmenta sensiblement et à ce symptôme s'ajoutèrent une espèce de froid local, une torpeur et une pesanteur à la jambe malade, les urines devinrent si difficiles à émettre que, quatre mois s'étaient à peine écoulés, que l'on fut forcé d'avoir recours au cathétérisme. La faiblesse de la jambe gauche continuant toujours à augmenter et la jambe droite commençant aussi, vingt-cinq jours après, à présenter les mêmes symptômes mais avec plus de lenteur, la malade ne put plus marcher sans faire usage de béquilles. Elle se fatiguait aux premiers pas qu'elle faisait et les pieds se mettant l'un au devant de l'autre, elle était exposée naturellement à tomber.

Le point essentiel, en recueillant une histoire clinique, est, à mes yeux, de pouvoir bien déterminer le commencement de l'affection et les phases qu'elle a présentées jusqu'au jour où on voit le malade. Ayant constaté par les détails précédents que j'avais à faire à un mal connu, comme l'est la paraplégie en général, je procédai à l'examen.

J'ai dit involontairement que, dans le cas qui m'occupait, il s'agissait d'une paraplégie, mais bien qu'il en soit ainsi, je n'appelle pas cela formuler un vrai diagnostic, car je ne puis encore rien dire, quant au pronostic ou quant à la cure à suivre ; il est vrai que quelquefois on rencontre des praticiens qui se contentent de dire et de savoir qu'il s'agit de paraplégie, sans pousser plus loin leurs investigations. De là la difficulté de la cure, ou pour mieux m'exprimer, l'impossibilité de la guérison. Du moment où nous admettons que la paraplégie n'est qu'un symptôme, il est du devoir du médecin d'en rechercher l'origine et, ce symptôme étant presque toujours sous la dépendance de la moëlle épinière, c'est de son état morbide que l'on doit s'occuper et c'est d'après cette connaissance qu'on pourra prendre une détermination pratique rationnelle.

Procédons donc à l'examen :

Selon les cliniques modernes, s'il s'agit d'observer par exemple la sensibilité cutanée, il faut l'explorer premièrement dans sa sensibilité tactile ; 2° dans la douloureuse ; 3° dans la température ou sensibilité thermique et finalement dans la sensibilité électrique.

Pour étudier ensuite la motilité, il faut observer les mouvements volontaires — les réflexes — les spontanés — les associés et ceux provoqués par l'électricité et faire attention en même temps à la nutrition, et aux excrétions. Avant d'analyser minutieusement l'affection dont est atteinte Mme Herminie N., je veux dire un mot sur l'anatomie et la physiologie de la moëlle épinière, car il n'est que trop vrai que ce genre de maladie demande une ample connaissance de cet organe afin de pouvoir formuler un diagnostic sûr.

Comme le professeur Tommassi, une des gloires médicales de l'Italie, a écrit dans un de ses mémoires, un petit résumé anatomique et physiologique de la moëlle épinière, je ne crois pouvoir mieux faire en cette circonstance que d'avoir recours à lui, persuadé que les notions, que ce travail renferme, me serviront de guide comme l'ont fait jusqu'à ce jour les enseignements que j'ai pu retenir de son immense science et du profond savoir, avec lequel il illustrait sa chaire à Naples, où j'ai eu le bonheur de suivre son cours pendant trois ans.

Les cordons antérieurs et latéraux de la moëlle épinière sont faits par les fibres motrices, lesquelles finissent, plus ou moins directement, dans les hémisphères cérébraux, traversant la moëlle allongée, le cervelet, le pont de Varole, les pédoncules, les couches optiques et les corps striés, pour se confondre finalement avec le grand système fibreux de la *couronne rayonnante des hémisphères*.

D'un autre côté, les mêmes fibres des cordons antéro-latéraux vont successivement se terminer et se confondre du haut en bas dans un filet fibreux gris (dont nous parlerons plus loin), d'où il passe dans les grosses cellules de la substance grise des cornes antérieures. De ces mêmes cellules naissent successivement les racines motrices qui se terminent comme nerfs excitateurs dans le mouvement interne des fascicules musculaires primitifs. Les racines antérieures ne dérivent donc pas directement du cerveau et des fibres des cordons du même nom ; mais elles ont leur origine dans la substance grise antérieure de la moëlle épinière. Pourtant l'excitation motrice de la volonté met en action les fibres des cordons et du filet fibreux, ensuite met en excitation les cellules indiquées et les racines des nerfs moteurs qui dérivent de ces cellules et arrivent enfin à la substance du muscle et produisent ainsi les mouvements volontaires.

En admettant donc une altération quelconque qui comprime ou altère profondément les cordons, les racines ou la substance grise des cornes antérieures, nous reconnaîtrons une paralysie de tous les muscles qui reçoivent les nerfs moteurs au-dessous de la lésion. Cette paralysie ne démontre qu'une interruption survenue en un point de la moëlle à la transmission centrifuge des déterminations volontaires.

Je dois rappeler ici que si les racines motrices antérieures ont besoin du cerveau et de la volonté pour être excitées aux mouvements volontaires, elles reçoivent d'un autre côté directement des cellules spinales de la substance grise antérieure, d'où elles tirent leur origine, la double faculté de se nourrir et de rester excitables ; et c'est ce qui explique un phénomène ordinaire de la paraplégie dépendante d'une lésion à l'épine, et qui consiste en ce que pendant que la volonté ne peut produire aucun mouvement, un stimulant tel que l'électricité induite, appliquée directement sur le muscle paralysé, sur son nerf ou entre l'extrémité périphérique du nerf et sa sortie du trou intervertébral, produit des contractions plus ou moins vives. — Donc, le nerf, ayant conservé sa relation avec ses propres cellules, conserve en même temps son intégrité anatomique et physiologique pour un certain temps, et répond ainsi au stimulant, quoiqu'il ne puisse répondre à celui de la volonté.

Il faut remarquer aussi que soit les fibres conductrices des cordons antérieurs, soit les racines des nerfs moteurs sont unilatérales — elles ne se croisent pas — donc une lésion du cordon droit amène la paralysie à droite et vice-versâ.

La moëlle épinière, comme tout autre centre nerveux se compose de quatre éléments anatomiques : — de l'épithélium qui revêt le canal central ; du connectif, dit *névroglie* lequel est mêlé avec les éléments nerveux qu'il entoure partout et se joint spécialement dans les scissures de la pie-mère et finalement de fibres et de cellules nerveuses. — Les premières composent les cordons et les secondes la substance grise qui entoure le canal central, et qui, ailleurs, se prolonge en avant ou en arrière des quatre côtés et dont deux en avant entre les cordons antérieurs et latéraux et deux en arrière, entre ces derniers et les postérieurs.

Les cellules nerveuses sont autant de groupes de matière granuleuse (protoplasma) plus ou moins arrondis ayant au milieu un gros nucléus avec nucléole et sans aucune membrane qui l'enveloppe et d'où proviennent plusieurs prolongements, dont il y a deux espèces — prolongements protoplasmatiques n'étant que la prolongation de ce même protoplasma, et prolongements nucléaires (cilinder azis) parce qu'ils ne sont qu'une continuation de ce même nucléus. Les uns comme les autres donnent origine à autant de fibres nerveuses ; et je dirai même qu'il n'y a pas de fibre qui ne naisse d'une cellule, ou d'une manière ou de l'autre. Toutes les fibres sont conductrices des actions nerveuses ; mais il semble qu'on doit attribuer aux fibres nucléaires un fonctionnement plus important qu'aux protoplasmatiques, sans compter, bien entendu, la vertu commune de la conductibilité. En effet, les motrices antérieures sont toutes nucléaires et je dirais qu'il en est de même pour les postérieures des sens. On a cru et on croit encore que les fibres tactiles des racines postérieures passent immédiatement dans les cordons correspondants et que les douloureuses s'insinuent dans la substance grise des cornes postérieures, et que par le moyen des prolongements de ces cellules, ils transportent leur action centripède jusqu'au cerveau. On adopte aujourd'hui la première opinion, c'est-à-dire que toutes les racines sensitives communiquent directement avec les cellules ganglionaires postérieures. Ce qu'il y a de bien certain c'est que nous avons des exemples de rammollissements partiaux des cordons postérieurs, sans que le sens tactile soit aboli dans les régions qui se trouvent au-dessous du rammollissement. C'est un signe évident que les voies de conductibilité des impressions tactiles ne se trouvent pas uniquement dans ces cordons.

J'ai parlé des prolongements qui naissent des cellules en diverses manières ; et nous devons savoir sur eux que les protoplasmatiques sont ramifiés, s'insinuent et se continuent dans la moëlle avec les nucléaires, et composent un épais filet fibreux qui réunit en un ensemble les divers groupes cellulaires, les postérieurs avec les antérieurs, et les inférieurs avec les supérieurs, de maniére que ce filet si compliqué arrive jusqu'au cerveau sans interruption ; et c'est de lui que se détachent ces fibres distinctes qui, en faisceaux, forment les cordons et sont aussi conductrices, jusqu'au cerveau, des sensations et des excitations volontaires.

Cette nouvelle définition anatomique faite par Gerlach, nous montre très-clairement le mécanisme du tétanos mais nous laisse embarrassés pour le reste.

Il faut reconnaître diverses manières de conductibilité dans la moëlle pour comprendre une partie de ses fonctions. Il faut admettre que la volonté puisse exciter un certain ordre de fibres motrices qui fassent contracter certains muscles, que cette excitation aille le long de certaines fibres et atteigne son but, sans que le filet fibreux qui semble établir des relations intimes entre les divers groupes cellulaires antérieurs en dérangent la marche, et voilà précisément ce qu'il est difficile de concevoir. Il faut en même temps que les impressions sensitives soient éprouvées à l'endroit même où elles se produisent et, par conséquent, que les fibres des sens aillent tout droit au sensorium, sans s'entremêler et communiquer avec d'autres cellules, où elles mettent aussi des fibres provenant d'autres endroits; et cette communication variée devrait alors, il me semble, déranger la précision des sensations.

Nous parlerons en dernier lieu des mouvements réflexes, soit que les excitations centripèdes aillent ou non au cerveau et qu'ils soient plus ou moins prononcés pour déterminer des mouvements dans la moëlle épinière sans le concours de la volonté et même sans en avoir conscience. Cela se comprend facilement si l'on reconnaît des fibres transversales qui fassent communiquer ensemble le système cellulaire sensitif postérieur avec le système moteur antérieur. On ne conçoit pas pourtant qu'une excitation périphérique doive produire dans l'état normal un mouvement réflexe à l'endroit même ou dans la région où eut lieu la première, car l'action centripède d'une racine spinale postérieure, au lieu de se contenir dans les confins d'une fibre qui communique dans les cellules motrices antérieures, placées au niveau de la première, devrait par ces voies multiples de communication pouvoir se propager à d'autres groupes cellulaires et donner lieu à des mouvements réflexes dans tous les muscles placés au-dessus de l'excitation postérieure.

Voilà les difficultés qui, pourtant, aident et déterminent le tétanos traumatique et les formes presque convulsives du chatouillement, car, les relations anatomiques manquant entre les divers groupes cellulaires postérieurs, on ne comprendrait plus comment la blessure d'un seul nerf, ou le chatouillement d'une moindre partie du corps puisse produire une si grande réverbération de mouvements réflexes.

SENSIBILITÉ TACTILE. — Toutes les fois que j'observe la sensibilité tactile, je n'ai pas l'habitude de faire comme la plupart de mes collègues qui, pour l'obtenir, appuient fortement ; moi, au contraire, je touche fort légèrement la partie malade ; en touchant Herminie N. au membre inférieur droit, j'ai constaté qu'elle sentait en divers endroits et à des intervalles différents (3). En effet, vers l'extrémité de la jambe du même côté, elle ressentait la sensation après neuf secondes ; au mollet, après cinq ; et, à la cuisse, après trois et quelquefois même deux ; tandis que, dans toute l'étendue de la jambe gauche, elle ressentait la sensibilité après deux ou trois secondes ; il y a eu des espaces spécialement dans la cavité du jarret où elle était ressentie immédiatement.

J'aurais voulu me servir pour ma cliente, du compas aesthésiométrique d'un savant professeur de clinique français, M. Jaccoud, pour découvrir la sensibilité des fibres tactiles périphériques. Je savais que cet

---

(3) Avant pourtant de la provoquer il faudrait faire couvrir la partie que l'on désire examiner avec un linge très fin, afin que le doigt ou le corps quelconque dont on se sert, n'ayant pas la même température que l'organe malade, ne réveille l'impression thermique au lieu de la tactile.

instrument est beaucoup plus ingénieux et plus simple que celui de Weber, mais comme je ne le possédais pas à ce moment-là, je fus forcé d'avoir recours à ce dernier. Chacun sait que, pour les cuisses, les jambes et les pieds, quand ils se trouvent dans l'état normal, le compas de Weber mesure 36 millimètres. Si cette mesure est outrepassée, les impressions se divisent. Chez notre malade j'ai vu que, dans le gras de la cuisse droite, l'impression des deux branches du compas est ressentie encore unique jusqu'à 79 millimètres, et 70 pour la gauche, 45 pour les deux jambes, 60 au pied droit et 56 au gauche. La différence dans les points homonymes varie entre 6 et 10 millimètres.

SENSATION DOULOUREUSE. — En serrant la peau avec une pincette, j'ai constaté que, dans toute l'étendue de la jambe droite, la douleur était ressentie tout au plus après deux secondes, et j'ai même trouvé des endroits où la sensibilité était totalement supprimée, tandis que, dans la jambe gauche, l'impression était immédiate, excepté sur le dos du pied où elle ne fut ressentie qu'après trois secondes.

SENSIBILITÉ THERMIQUE. — Je pris la lame d'un couteau et la fis chauffer à un point qu'on pouvait la tenir encore entre les doigts et j'en touchai ensuite l'infirme. Cet examen me révéla que la chaleur à droite ne se ressent qu'après dix secondes, et en certains endroits, même après deux secondes; tandis que, dans le côté opposé, la sensation se fait sentir aussitôt, si on en excepte le mollet de la cuisse où la sensation était en retard de deux secondes. En répétant avec la glace la même expérience, j'en obtins les mêmes résultats.

SENSATION ÉLECTRIQUE. — En appliquant l'électricité à la jambe gauche, je pus m'apercevoir qu'elle était ressentie dans toute l'étendue du membre et je dirai même d'une manière si naturelle que c'était presque à faire douter de l'existence de lésions or-

ganiques dans cette région. Il n'en était pas de même du côté opposé, où la sensation était plus affaiblie
quoiqu'elle ressentit plus fortement les autres impressions. L'absence de sensibilité n'existait ni d'un
côté, ni de l'autre.

MOUVEMENTS VOLONTAIRES. — Ils sont incertains,
la patiente ne sait où poser les pieds qui tremblent
ainsi que les jambes et ne peuvent prendre une
position stationnaire fixe, et, par cela même, elle
est continuellement sur le point de tomber. Elle
était forcée de se servir de béquilles toutes les fois
qu'elle désirait aller d'un endroit à l'autre.

MOUVEMENTS SPONTANÉS. — Ils sont presque con-
tinuels et forment le plus grand tourment de la malade, qui les ressent souvent sous forme de crampes;
preuve que le pouvoir excito-moteur de la moëlle
est augmenté.

MOUVEMENTS RÉFLEXES ET ÉLECTRIQUES. — En
examinant les mouvements réflexes, j'ai pu constater qu'ils se présentent sous forme de crampes;
les contractions sont de courte durée, quoique
très-fortes et dépassant toujours les degrés de l'excitation. — Dans le cas en question, l'électricité
est celle qui se montre le plus apte à provoquer de
tels mouvements. — En effet, à peine appliquais-
je le courant électrique, que la jambe était saisie
de convulsions et de tremblements avec de légères
secousses qui se communiquaient même quelquefois au membre correspondant.

MOUVEMENTS ASSOCIÉS.— J'ai pu observer constam-
ment en appliquant, les réophores que l'électricité
produisait en outre de vives contractions musculaires.

La constitution que la malade présentait était
naturelle. Le visage plutôt serein et la nutrition régulière en général; seules les extrémités inférieures
nous montraient à l'œil nu qu'elles étaient devenues
un peu molles, spécialement quand on examinait la

peau qui semblait n'être pas tout à fait en contact avec
les tissus qu'elle recouvrait. Si nous passons ensuite à
la mesure, nous trouvons la différence suivante entre
les deux extrémités — la cuisse droite présente,
comparée à l'autre, une différence en plus de
1 centimètre et 25 millimètres au tiers médium,
1 centimètre au tiers supérieur et 70 millimètres
au tiers inférieur. Dans l'étendue de la jambe droite
on n'apercevait, comparée à l'autre, qu'une seule
différence à l'extrémité du tiers supérieur qui consiste en 88 millimètres.

Je n'ai jamais constaté sur le corps aucune différence de température après les expériences faites, à
quatre reprises différentes, si ce n'est au-dessous du
jarret droit où se manifestait, après 25 minutes, une
différence en plus de 20 dixièmes de degré centi-
grade.

Les excréments en général étaient plutôt réguliers,
et les matières fécales émises souvent involontairement se présentaient sous forme figurée, ne démon-
trant pourtant rien d'anormal, leur teinte était
toujours d'un vert foncé, quels que fussent les ali-
ments ingérés.

Les urines bien des fois émises, elles aussi, involontairement, étaient rendues ordinairement avec
difficulté de cinq à huit fois, dans l'espace de vingt-
quatre heures, se présentaient à l'œil nu un peu
plus chargées qu'à l'ordinaire, d'une teinte légèrement rougeâtre et en quantité de 1,400 à 1,600
grammes. Leur poids spécifique arrivait jusqu'à
1,018 à l'uromètre de Skoda. Par l'analyse chimi-
que, j'ai trouvé les urines rarement alcalines, souvent neutres et presque toujours acides, et ne con-
tenant jamais ni sucre, ni albumine. J'ai fait bouillir
10 centimètres cubes d'urine dans une capsule
de porcelaine, en y ajoutant immédiatement 4 centimètres cubes d'acide chlorohydrique, l'urine ne
s'est pas le moindrement altérée, et j'ai pu conclure

de là que, si l'urophéïne manquait, il n'en était pas
de même pour les urates qui étaient en grande quantité, ainsi qu'on pouvait le constater en se servant de
l'acide chlorhydrique, qui, mis à proportions vou-
lues dans les urines, me donna, vingt-quatre heures
après, une grande accumulation cristalline. J'ai
trouvé aussi une surabondance de phosphate, que
j'observai au moyen de l'oxalate d'ammoniaque (4).

D'après les recherches faites, nous pouvions passer à la conclusion absolue de l'affection dont est
atteinte Herminie N.; indiquer ensuite la cure la
plus rationnelle, annoncer à la patiente la fin
de son mal, et lui faire entrevoir une guérison, ou
bien lui avouer que sa maladie resterait stationnaire, ou finalement avertir les parents que la malade succomberait.

Lorsque le médecin se trouve au chevet d'un
paralytique, la première chose qui se présente à son
esprit est de savoir si la paralysie dépend de désordres ou altérations articulaires, ou d'une altération
nerveuse soit périphérique, soit centrale, des enveloppes ou du tissu nerveux.

Je comprends que, pour que la paralysie soit arti-
culaire ou bien sous la dépendance des muscles, il doit
exister une infirmité quelconque ou de l'articula-
tion, ce qui manque à notre malade, ou des muscles
qui sont si légèrement atrophiés, que pour celui
qui a fait une étude minutieuse de l'atrophie nerveuse progressive, celle-ci ne présente aucune gra-
vité; car la patiente, malade depuis dix-sept mois,
n'offre presque pas de traces d'atrophie : aussi il
aurait pu survenir des doutes sur les dégénérations
grasses ou céreuses, comme on le voit souvent

---

(4) Il ne faut pas négliger les urines dans les cas de paralysie
parce que souvent elles ouvrent la voie au diagnostic et au traitement
à suivre. Il n'est pas besoin de dire combien sont fréquents les catarrhes de la vessie chez les paralytiques et surtout chez les paraplé-
giques qui succombent presque toujours de ces catarrhes ou d'am-
moniémie.

**

dans la fin du typhus si bien décrit par Zenker.
Je me limiterai donc à dire que, dans ce cas, il suffira
de faire usage de la pile galvanique, qui, provo-
quant dans l'affection qui nous occupe des mouvements très-prononcés, ne produit dans les dégénérations musculaires aucune contraction de ces organes. Cette même preuve nous fait admettre que, chez
notre malade, la paralysie est centrale et non périphérique. S'il n'en était pas ainsi, nous ne pourrions rencontrer aucun mouvement réflexe, la
conductilité des fibres motrices étant éteinte dans
les paralysies périphériques.

On pourrait se trouver aussi en face d'une paraplégie accompagnée d'atrophie musculaire avec manque de contractilité électrique, résultat de profondes altérations ou de désorganisation des par-
ties profondes de la moëlle ; comment devrait-on
agir en pareil cas ? Le praticien saura-t-il s'il a
à faire à une affection des nerfs périphériques ?
Dans le cas où la clinique n'aura pas suivi, dès
le début, toutes les phases de l'infirmité, il re-
montera à l'anamnèse, et, par elle, il pourra relever la différence, puisqu'il est constant que, lorsqu'il
s'agit de lésions centrales, on ne peut jamais rencontrer une atrophie plus ou moins prononcée avant
quarante ou cinquante jours; tout au contraire dans
les lésions du système nerveux périphérique, on
observe une atrophie considérable même après
douze jours. Si de tels indices étaient encore trop
incertains, je conseillerais alors au praticien de ne
prononcer son jugement que dans les limites du
probable, en remettant à plus tard de formuler un
diagnostic certain. Dans le sujet qui m'occupe, il
n'y a rien qui puisse induire en erreur, l'atrophie n'existant que d'une manière insensible après
dix-sept mois déjà, et les muscles conservant toute
leur contractilité.

Une autre raison plaide en notre faveur, c'est que

la sensibilité tactile, comme la sensibilité douloureuse, existe quand se réveillent les mouvements
réflexes ; si nous avions une altération quelconque
le long du trajet des nerfs périphériques, les actions
centripètes ne pourraient s'accomplir, tandis que,
dans notre cas, c'est le contraire qui a lieu.

Enfin, pour ne pas trop prolonger ce sujet, je ne
crains pas de revenir sur ce que j'ai avancé plus
haut, à savoir que les urines et les matières fécales
ont été quelquefois émises involontairement par
notre malade, ce qui établit encore plus clairement
que le mal est central (5).

Il est bien connu en effet, que, dans les paralysies
dépendant directement d'un désordre des centres
nerveux, les sphincters sont attaqués plus fréquem-
ment, et dès le début (6).

Après avoir suffisamment prouvé que la maladie
qui nous occupe a une origine centrale, il faudrait
maintenant savoir si la lésion se trouve dans la vraie
substance nerveuse, ou dans les enveloppes dont elle
est recouverte ; cette question est reservée pour le
moment où nous arriverons à former le diagnostic.

Sachant que le mal dont est atteint notre sujet,
relève de la moëlle épinière, passons à la recherche
de sa forme morbide, de son siège et de son procédé anatomique : en un mot, énonçons ce qui cons-
titue le diagnostic.

D'après ce que nous avons relaté, notre esprit

(5) Dans presque toutes les affections de la moëlle épinière on rencontre une grande quantité de sels à base de chaux et spécialement de
phosphates.

(6) Pour un fait de diagnostic du siège qui sera traité plus loin,
je dois rappeler que les physiologues Giannuzzi et Budge ont démontré que l'origine des nerfs vésicaux et principalement ceux du cou de
la vessie qui animent le sphincter, viennent directement du 3me et du
4me nerf sacré Budge a démontré en outre que la section de la moëlle,
d'où ces nerfs tirent leur origine communique directement avec le
cerveau, grâce aux cordons antérieurs, raison pour laquelle nous do-
minons directement l'action des sphincters par la volonté, et nous
émettons bien entendu dans de certaines limites, l'urine, quand nous
le désirons.

se retrace immédiatement toutes les infirmités prenant leur origine dans cet organe, et qui offrent plus ou moins les symptômes décrits précédemment; mais il surgit en nous une probabilité de pachyméningite d'arachnoïde spinale, de mélacoméningite, de myélite.

On pourrait même penser à l'hématorrhagie, à l'hématomyélie et au ramollissement de la moëlle, ou aux tubercules, au carcinome, au fibrome, et au syphilome.

L'idée que ce puisse être une ackinésie disparaît dans le cas où il pourrait y avoir des mouvements réflexes sous forme de tremblement, spécialement au membre homonyme excité, ce qui implique de toute nécessité la médiation de la moëlle.

Parmi toutes les maladies que nous avons citées, quelle est la maladie qui nous occupe? peut-être est-elle parmi celles que nous n'avons pas mentionnées encore?

Pour ce diagnostic, je vais faire usage de l'ancienne méthode, que nous apprenait au collège médico-chirurgical, en 1861-62, le professeur Ramaglia de Naples, maître de la méthode d'exclusion.

Il est vrai que, pour se servir d'une pareille méthode, on doit posséder une profonde connaissance de toutes les formes nosographiques possibles, de tous les genres et des degrés des altérations de la moëlle et de ses dépendances. Pourtant, je me mets à l'œuvre, et, avec mon peu de notions, j'espère formuler un jugement qui, s'il n'est pas la révélation de la vérité, sera, du moins, bien près de la probabilité.

Je commencerai par analyser la pachyméningite spinale et l'arachnoïde, car ces deux affections pourraient faire supposer que les exsudations auxquelles elles donnent lieu, comprimant les racines des nerfs, et s'étendant par degrés jusqu'à la moëlle, pourraient nous prouver la cause de la paralysie. Il est vrai que ces deux maladies produisent la paraplégie; pourtant nous devons faire observer que soit l'une, soit l'autre, elles surviennent toujours après d'autres procédés, ce qui prouve qu'elles ne sont qu'une manifestation secondaire. S'agit-il dans le cas qui nous occupe de mélaco-méningite, qui est primitive ? Chacun sait que, quelle que soit l'inflammation, surtout celle du genre qui nous occupe, non-seulement elle cause des douleurs locales se propageant dans tous les membres, des contractions musculaires et des douleurs, surtout lorsqu'on se meut, et qui s'étendent facilement. Dans le cas en question, nous aurions dû avoir une paralysie immédiate des membres, tandis que chez notre patiente, la maladie survint peu à peu au membre inférieur gauche, et ce ne fut qu'après vingt-cinq jours que le mal se fit sentir au membre correspondant.

Disons-en de même pour la myélite :

Nous avons pourtant des formes de myélite qui pourraient présenter quelques-uns des symptômes qui se constatent chez notre malade, car, dans les inflammations circonscrites et lentes qui attaquent soit la substance grise, soit la substance blanche, ou quelquefois même les deux, et qui atteignent transversalement toute la moëlle, la paralysie vient de conséquence, mais partielle et incomplète; et ce n'est qu'au fur et à mesure que le mal avance que l'on arrive à relever les symptômes dont nous parlions précédemment, et qui ne surviennent qu'avec un retard bien marqué; car nous relevons dans des cas semblables la paralysie d'un membre, puis celle de l'autre, l'atrophie musculaire, les signes vésicaux, etc., etc., et nous savons d'ailleurs que, quelle que soit l'inflammation de l'axe cérébro-spinal, les conséquences pour être déterminées ne durent jamais dix-sept mois comme chez le sujet qui nous occupe, mais elles se perçoivent beaucoup plus tôt et nous aurions dû voir après un si long laps

de temps non-seulement la paralysie mais l'anes-
thésie et l'algésie très-complètes ; sans parler du
signe que j'appellerais pathognomonique des inflammations de la moëlle, c'est-à-dire de la grande
tendance aux plaies de décubitus, ce qui ne se
perçoit nullement chez notre patiente, presque toujours assise ou couchée.

Le néoplasme pourrait peut-être nous mettre
sur la voie ; puisque, quelquefois, il s'établit insensi-
blement, sans douleurs fulgurantes le long des membres, ni rachidiennes le long de la région lombaire,
ce qui nous expliquerait fort bien les désordres de
l'appareil uropuyétique.

Mais quel est ce néoplasme ? le tubercule, le carcinome, le syphilome ou bien le fibrome ?

Quant au tubercule et au carcinome, bien qu'ils
puissent plus sûrement m'expliquer toute la symptomatographie ; pourtant, par la marche de la maladie et par le manque absolu de diathèse, ces
deux tumeurs étant presque toujours secondaires
dans la moëlle, je suis forcé de m'éloigner d'une
pareille idée.

En effet, mon sujet n'est pas atteint de tuberculose,
et ne présente aucun chancre sur aucune partie de
son organisme ; car, en supposant un instant qu'il
en fût ainsi, le cours de la maladie aurait été différent
de celui que nous avons constaté jusqu'à présent,
comme on peut le voir par les renseignements que
nous fournit la pathologie (7).

Vient ensuite le fibrome. — Cette idée ne peut
presque pas se présenter à l'esprit du praticien, car,
comme on le relève par les statistiques, cette tu-
meur est extrêmement rare dans la moëlle ; d'ailleurs
le cours en est très-long, comparé avec les symptômes relatés par nous, parmi lesquels le plus frap-
pant est celui de la paralysie du membre inférieur

(7) Voir *Pathologie* de Jaccoud, vol. 1 ; pages 257, 369.

gauche après vingt-cinq jours à peine que le droit en avait ressenti les premières atteintes. Je repousse de même l'idée du syphilome, puisque chez notre patiente il n'y eut jamais infection syphilitique, et qu'on ne perçoit aucun signe syphilitique, tandis que, comme le prouve Wagner par ses profondes études, et la statistique en général, on rencontre rarement la syphilis cérébrale et plus rarement encore celle de la moëlle. Quand cela arrive, elles sont toujours liées aux diverses formes d'infection constitutionnelle. Et, chez notre patiente, la blennorrhagie et les ulcères ne furent pas infectifs, puisqu'ils n'ont pas amené les conséquences de la syphilis, comme on peut le relever par l'anamnèse.

J'espère qu'on me pardonnera ici une petite digression. Avant que l'Hippocrate de la médecine moderne, l'immortel allemand Vircow, fit son sublime ouvrage sur la névroglie, les médecins ne savaient nullement ce que c'était que la sclérose, sur laquelle les praticiens écrivent encore à présent les théories les plus diverses. — L'école de Dorpat et surtout celle de Bidder, illustrée dernièrement par Cruveilhier, Carswel, Frerichs et spécialement par Vulpian, Turck, Valentiner et Charcot, etc., etc., nous démontre clairement que la moëlle est revêtue d'un tissu connectival (quoiqu'il ne soit pas aussi abondant, comme veut le faire voir Bidder) plein de vaisseaux et de corpuscules dont la prolifération est facile pour pouvoir participer aux manifestations morbides, il en dérive naturellement la conséquence que dans la moëlle il puisse exister aussi le procès anatomique des pneumonies interstitielles, hépatites interstitielles, etc., comme il arrive souvent soit dans le poumon soit dans le foie. La sclérose, selon tous les pathologues modernes, consiste en une inflammation qui s'empare de ce tissu et qui procède avec des formes alternatives, d'amélioration, ou de recrudescence apportant dans son cours une hypertrophie connectivale sous forme de dégénération fibreuse, qui, au dire de Vulpian, se montre quelquefois diffuse et continue, sur une étendue assez considérable des cordons, tandis que l'autre forme se présente à foyers épars dans des endroits différents où ils se rencontrent quelquefois confluents et d'autres fois plus rares. — De là résulte la division de sclérose à plaques, sclérose régulière ou uniforme appelée par Bouchard rubanée et sclérose diffuse. De ces faits morbides il en dérive que les cellules et les tubes nerveux comprimés continuellement, ou à intervalles toujours croissants, s'atrophient et amènent des conséquences dont on peut facilement prévoir le résultat.

Retournons maintenant au fait clinique :

Ne trouvant aucune affection dans la moëlle qui puisse nous présenter la symptomatologie précédente, et considérant comme impossible la présence de l'émato-rachide, l'émato-myélie, le ramollissement de la moëlle, etc., etc., nous sommes contraints d'attribuer toutes les souffrances de notre malade à l'existence de la sclérose.

C'est une chose connue que grande est la difficulté de démontrer la sclérose sans le livre parlant du cadavre (8); ce livre qui, tous les jours, donne les démentis les plus formels aux jugements portés par les cliniques les plus renommés d'Europe, pourtant appuyé sur l'autorité des plus savants professeurs, tels que Vulpian (9), Jaccoud (10), Dem-

---

(8) J'ai vu dans plusieurs pays d'Italie un grand nombre de médecins communaux et qui sont autorisés par les municipalités à faire l'autopsie des cadavres des personnes qu'ils avaient soignées, et sur lesquels ils croient pouvoir faire des observations. Je crois inutile d'indiquer le bénéfice qu'ils retirent d'un tel genre d'étude. — Je pourrais pour preuve citer un grand nombre de mes anciens compagnons d'université, qui, ayant été attachés à une commune, et quoique jeunes, et ayant fini alors leurs cours, sont devenus en peu de temps des praticiens expérimentés, et nous en avons un exemple dans le Dr Martemucci, de Ceriana, près de nous.

(9) Vulpian. — *Notes sur la sclérose à plaques de la moëlle épinière* Un. Méd., 1866.

(10) *Les paraplégies*, etc. Paris 1864. — *Leçons de clinique médicale*, pages 421 et 446, Paris, 1869. — *Traité de Pathologie Interne*, pages 327, 336, 349. — Tome premier, 1873.

me (11), Turck (12), Valentiner (13), Rokitansky (14), Frerichs (15), Tommasi (16), Bennet (17), Carswell (18), Cruveilhier (19), et ayant étudié leurs observations cliniques faites à ce sujet avec les réflexions et les preuves anatomico-pathologiques faites sur les cadavres, je passe donc au diagnostic.

Nous avons dit précédemment que notre malade souffre depuis dix-sept mois, mais que sa nutrition est bonne en général, si on en excepte un léger amaigrissement des membres que l'on rencontre en plusieurs endroits d'une façon plus ou moins prononcée.

Nous ne pouvons expliquer de semblables phénomènes que par le procédé anatomico-pathologique de la sclérose, puisqu'il est reconnu que cette affection peut exister pendant un temps assez long, sans amener de graves dérangements nutritifs. Un tel procédé subit des phases tantôt de recrudescence, tantôt d'amélioration, et quelquefois même d'arrêt, pendant un espace de temps indéterminé. C'est pour cette raison qu'avant que les nerfs trophiques soient altérés positivement dans leur état normal, il s'écoule un intervalle plus long, ce qui n'arriverait

(11) *Demme Beitreg patologischen des Tétanos.* Leipzigund Heidelberg, 1859.

(12) Reobachtunyen Uber des Liebungsvermogen de Vienne, 1855.

(13) Deutsche Klinich, 1855.

(14) Vienne, 1857.

(15) Haeser's archiv.

(16) *Lezioni sulle paraplegie raccolte da Raffaelle Renzani.*

(17) d'Édimbourg. — *Leçons cliniques* — Vol. 1er, page 585.

(18) Noyaux multiples.

(19) 3. Observations personnelles. — Noyaux multiples.

pas dans une maladie inflammatoire persistante de la moëlle, où les nerfs trophiques, altérés dans un plus bref délai, présentent des conséquences beaucoup plus rapides (20).

Nous avons vu que le membre inférieur droit avait été atteint de paralysie, vingt-cinq jours après le membre inférieur gauche; ce phénomène nous explique que l'inflammation, marchant lentement et partiellement, a dû attaquer après vingt-cinq jours seulement le membre correspondant à celui qu'elle avait atteint vingt-cinq jours auparavant.

Nous avons examiné la sensibilité sous le rapport de ses diverses impressions, c'est-à-dire la tactile, la douloureuse, la thermique et l'électrique, et nous l'avons trouvée atteinte dans ces quatre formes, mais inégalement; car, ainsi que nous l'avons déjà remarqué, le stimulus se fait sentir plus ou moins vivement, selon les endroits et à des intervalles variés. Ici, la malade le perçoit après plusieurs secondes, tandis qu'ailleurs elle le ressent plus énergiquement, et après un temps plus court; et il y a des endroits même où il est ressenti d'une manière normale. Le retard des sensations, qui arrive après le stimulant, est expliqué selon Vulpian (21) par un obstacle survenu dans les voies de conductilité des fibres centripètes et comme cet auteur cite une observation clinique presque identique à la mienne,

(20) Aujourd'hui encore les nerfs trophiques ne sont pas admis par tous, et ceux-là même qui les reconnaissent, les font fonctionner différemment, c'est-à-dire, les uns d'une manière et les autres d'une autre. L'opinion que je crois la meilleure, à mon avis, c'est celle de Pflüger sur la terminaison de deux espèces de fibres nerveuses dans les cellules sécrétoires des glandes maxillaires. Ces cellules sont sympathiques, et la sécrétion s'augmente à mesure qu'elles sont excitées. A cette observation de Pflüger on ne peut objecter l'effet vaso-moteur, car ces fibres sont précisément de celles qui serrent les vaisseaux et diminuent l'afflux sanguin, et produisent plutôt une diminution qu'une augmentation sécrétoire. — A ce sujet nous pourrions rappeler les observations de Ludwig, lequel, liant les vaisseaux sanguins et excitant les nerfs salivaires, obtient une sécrétion de salive assez considérable.

(21) *Archives de physiologie*, 1870.

et qu'on reconnut ensuite à l'autopsie des symptômes de sclérose dans les pertinences des racines postérieures, laquelle comprimait ces fibres mêmes, il y a lieu de croire que, dans mon cas, il s'agit d'une infirmité semblable. Ce qui m'encourage encore plus à admettre une telle conclusion, ce sont les observations de Tommasi (22) sur ce sujet, celles de Jaccoud (23), qui présentent des cas cliniques plus ou moins semblables au mien, et celles de Charcot (24) enfin, qui en fait mention en général en parlant de la compression lente de la moëlle.

Le phénomène qui consiste en ce que l'on ressent plus vivement les sensations à droite qu'à gauche n'est qu'un effet de siège simplement, car les fibres de sens se croisent pour la plupart dans la moëlle (25) ; conséquemment, ce qui se reconnaît dans un membre peut être considéré comme appartenant au site d'origine opposé. De là, pour nous obligation d'admettre que la lésion la plus avancée se trouve dans les cordons gauches.

Nous arrivons enfin à la symptomatographie de la motilité, que nous avons déjà étudiée dans les mouvements volontaires, les réflexes, les spontanés, les associés, et finalement dans ceux qui sont provoqués par l'électricité.

(22) *Leçons sur les paraplégies.*

(23) *Pathologie* Vol. 1. Sclérose de la moëlle.

(24) A propos de la difficulté de la transmission des impressions sensitives, voilà comment s'exprime Charcot :
« Lorsque la transmission des impressions sensitives dans la moëlle est rendue difficile par l'interruption d'un certain nombre de tubes nerveux (centripètes), ces impressions seraient transmises par la voie des cellules ganglionnaires, liées entre elles par leurs prolongements jusqu'à des fibres nerveuses restées saines ; ces impressions parvenues au centre de perception par cette voie anormale seraient consécutivement, suivant la règle commune, rapportées à la périphérie de ces dernières fibres nerveuses de là naturellement le retard des impressions de tous genres. — Leçons recueillies par Bourneville. — V. *Le Progrès Médical*, 19 juillet 1873.

(25) Maturi. — *Dictionnaire de Médecine*, page 674, ligne 29.

Nous avons constaté que l'ensemble de ces signes est très-variable. En effet, nous pouvons nous souvenir que les mouvements, de quelque nature qu'il soient, ne sont pas semblables tous les jours. Il nous a été facile de faire cette remarque pour les impressions sensitives, les mouvements volontaires comme les réflexes sont plus ou moins fréquents selon les jours, comme nous l'avons vu par les tremblements, etc., etc. — D'où dérive donc ce changement de phénomènes ? Il provient certainement des hypérémies recourantes et limitées se succédant journellement dans la sclérose.

A la page 15, on lit que le stimulant électrique produit une vive contraction musculaire, accompagnée de mouvements réflexes très-prononcés et qui dépassent la durée du stimulus. Ce fait nous fait croire qu'il doit y avoir dans la moëlle une augmentation du pouvoir excito-moteur, dépendante d'un travail pathologique actif caché en elle.

Si nous avions affaire à d'autres affections et spécialement à celles qui produisent une compression mécanique sans réaction du côté de la moëlle, nous ne verrions que les mouvements réflexes ordinaires sont un peu plus vifs et plus fréquents, si la moëlle est isolée des hémisphères cérébraux ; mais nous n'observerions jamais le tremblement si fort à forme de crampes, et des contractures se répétant à de si fréquents intervalles. Ceci nous explique que la moëlle est comprimée par une réelle maladie active, qui ne peut être que la sclérose, si on observe soit le cours du mal, soit les symptômes que nous avons décrits précédemment.

Deux symptômes surtout ont attiré notre attention : ce sont les contractions et les crampes. — Ces symptômes sont des plus intéressants dans la sclérose, et quoique Jaccoud et Cruveilhier n'en parlent pas dans leurs observations ; quoique Turck et Valentiner n'en fassent pas mention dans certains opuscu-

les publiés par eux sur cette lésion, ils disent néan-
moins que les cas qu'ils relatent ne sont pas de
sclérose uniforme, où les crampes et les contractions
sont le signes pathognomoniques, au dire de tous
les cliniques.

Le symptôme des crampes et des contractions est
expliqué par Bennet (26) et par Charcot, non-seulement par une irritation, mais par une interruption
amenée dans les cellules ou dans les tubes nerveux,
par la lente compression que détermine la sclérose;
de là proviennent un affaiblissement de la force nerveuse, un manque de produit sécréteur de la substance grise, et une interruption dans le pouvoir
conducteur de la substance blanche. Il s'en suit
que les tissus nutritifs stimulent d'une manière
anormale certains tubes qui animent les muscles,
et troublent cette harmonie, qui, dans l'état de
santé, existe entre les divers muscles, où leurs
faisceaux individuels amènent le tremblement et
les crampes. C'est de la sorte que ce symptôme
s'associe tantôt avec le délire, tantôt avec la paralysie, tantôt encore avec l'ataxie locomotrice, avec
la chorée et avec diverses autres affections spasmo-
diques.

Il me semble que, d'après ce qui précède, nous ne
pouvons plus douter dans notre cas que la moélle
ne soit affectée de sclérose Il nous reste cepen-
dant encore à vérifier si nous avons sous nos yeux
la sclérose à plaques, la régulière ou uniforme, ou
bien la diffuse. Plus loin nous en rechercherons
le siège, et la complication que les méninges y
apportent.

D'après la symptomatologie si claire et si évidente
des deux membres inférieurs atteints, et qui se
montrent plus ou moins altérés dans leur fonctions
avec marche lente et désordres de la miction et de
la défécation, je ne puis faire à moins que de

(26) *Leçons cliniques*, Vol. 1, page 585. Paris, 1873.

croire que, dans notre cas, la sclérose est uniforme, car la sclérose à plaques est non-seulement très-rare (je n'en ai trouvé à peine que deux cas, l'un décrit dans Jaccoud (27) et un autre dans Frommann) mais elle offre des signes limités à une région, qui correspond à la circonférence de la lésion de la moëlle. Je ne parlerai pas de la sclérose diffuse, puisqu'elle ne peut être, à coup sûr, l'affection dont souffre notre sujet (28)

Je ne puis encore affirmer s'il y a participation ou non des méninges ; je ne saurais dire encore si le procédé a commencé par elles ou par le connectif de la moëlle ; je crois pourtant que la pie-méninge est atteinte, car il n'y a pas un pathologue qui ait observé un seul cas de sclérose de la moëlle, sans que les méninges en fussent attaquées en même temps, ce qui s'accentue davantage quand la lésion se trouve dans les cordons antérieurs dont les seules racines en sont atteintes, comme dans le cas qui nous occupe.

On ne peut admettre l'existence de la sclérose de la moëlle de la corne grise postérieure, par la raison que la malade aurait dû éprouver des douleurs fulgurantes aux membres inférieurs ; or ces douleurs ne furent ressenties que parfois, au début du mal, ce qui dépendait de l'irradiation morbide, tandis qu'on reconnait d'une manière certaine le tremblement musculaire spontané, ce qui est une preuve irrécusable d'une lésion dans les cordons antérieurs.

Tommasi nous fait encore observer qu'une sclérose des cordons postérieurs nous donnerait la forme nosographique de l'ataxie locomotrice, tandis

---

(27) *Pathologie*, Vol. 1, page 342. — 1873.

(28) Je connais un cas très-singulier de sclérose diffuse arrivé à St-Paolo de Civitate en la personne de Jules Imparato décédé à l'âge de 18 ans. Je viens de savoir qu'un de ses neveux, fils d'une sœur, a été dernièrement atteint de la même affection. Si cela est vrai, il n'y aurait rien de surprenant, la plupart des auteurs reconnaissant que la sclérose est héréditaire.

que notre patiente marche comme paralytique et non comme ataxique : la sensibilité et la motilité ne sont pas éteintes et on reconnaît aisément qu'il y a plutôt manque de force motrice que difficulté à coordonner les mouvements.

Comme les nerfs qui animent les membres, l'appareil uropuyétique, celui de la défécation, etc., attaqués dans leur fonction, ont directement origine dans la moëlle sacro-lombaire, il y a lieu de croire que c'est dans cet espace même de la moëlle qu'existe la sclérose.

En résumant donc notre diagnostic, nous sommes certains que nous avons sous les yeux une sclérose uniforme de la moëlle sacro-lombaire et de ses méninges; et que le mal, après avoir atteint les racines des cordons antérieurs, s'est peu à peu propagé à travers la moëlle jusqu'à la région postérieueure. Nous avons ainsi le diagnostic dans toutes ses phases, de forme de siège et de procédé anatomique. Disons maintenant quelques mots sur le pronostic.

Mon cœur tressaille lorsque je pense à ma terre natale et à ceux qui m'élevèrent. Je me rappelle à ce sujet les savantes paroles de l'illustre clinique Napolitain, le professeur Prudente, décédé en 1869. Je ne puis que le regretter avec la science qui a perdu par la mort de ce glorieux maître tant de grandes découvertes. Il était modeste, et, pendant qu'il prodiguait ses précieuses connaissances, il se considérait toujours comme le dernier des disciples dans l'art divin d'Hippocrate. Rarement il a fait imprimer ses découvertes, et son nom ne résonne jamais ailleurs que parmi ses chers et respectueux disciples qui le vénèrent encore aujourd'hui ; et je sais que pour de Renziis de Gênes, Celli et Sogliano de Naples, cliniques très-éminents, et mes compagnons d'études, pour Presta de Vallebona, docteur très-instruit, les doctrines de cet homme éminent, amassées par tant d'années de sévères études, leur servent de guide, et se trouvent continuellement sur leurs lèvres. Il me semble encore à présent l'entendre prononcer, du haut de sa chaire vénérée, les paroles que je transcris ici, et que j'ai sténographiées. Le cas dont il parlait était une myélite chronique diffuse, c'est pourquoi ses réflexions peuvent très-bien s'appliquer à la question qui nous occupe (29).

« Il est absolument impossible que la myélite chro-
« nique diffuse puisse arriver à une guérison, car
« après la destruction qui en dérive du tissu midul-
« laire le malade ne peut que mourir ; ainsi le
« prognostic du patient qui nous occupe ne peut être
« que fatal. Il pourra vivre encore quelque temps, il
« pourra même arriver à une amélioration ; et pour-
« tant la destruction des éléments nerveux est
« irréparable, et la mort de cette personne, malade
« depuis trente-quatre mois pourrait survenir dans
« huit jours, comme d'ici à huit ans. La myélite
« chronique diffuse tue en un mois comme en dix
« ans, et, selon quelques auteurs, même en quator-
« ze ans, tandis qu'on n'a jamais vu aucun individu
« atteint de cette maladie qui ait outrepassé ces
« limites ; donc, prenant la moyenne, nous pou-
« vons affirmer qu'on succombe de myélite chroni-
« que diffuse entre cinq et huit ans, et que la mort
« est toujours occasionnée par l'augmentation de la
« paralysie, par la cachexie spinale, ou par quelque
« complication, comme, par exemple, la cystite, la
« pleuro-pneumonie, la tuberculose pulmonaire
« etc., etc. »

(29) J'ai pu recueillir beaucoup des leçons cliniques du professeur Prudente, que je conserve et que j'aurais pu faire publier, si les progrès scientifiques faits depuis 1864-68 n'eussent en grande partie changé ses théories. Je possède pourtant un grand nombre de magnifiques réflexions cliniques sur les maladies des voies aériennes, que j'espère faire imprimer aussitôt qu'il me sera donné d'écrire sur les affections en question.

On ne peut contredire ceux qui prétendent que les progrès de la thérapeutique sont lents, si on les compare à ceux faits par la pathologie ; mais nous ne pouvons non plus admettre que la thérapeutique soit restée stationnaire depuis vingt ou trente ans. Cela ne serait pas juste. Il est certain que nous ne voulons point parler de ces infirmités devant lesquelles l'art courbe la tête et reste inefficace ; car il y a de ces lésions dont rien ne peut arrêter la marche, et la médecine doit voir s'éteindre les plus belles existences sans pouvoir leur prêter le moindre secours. Mais jetons plutôt un coup d'œil sur une infinité de maladies, que le médecin ne connaissait pas, pour ainsi dire autrefois et qu'il soignait sans règles et au hasard ; ces maladies guérissaient alors rarement, tandis que, maintenant, grâce aux progrès de la thérapeutique moderne, basée sur la physiologie expérimentale, on les traite avec les lois les plus rationnelles ou, pour mieux m'exprimer, mathématiques ; on obtient par elles des guérisons qui surprennent le praticien même qui considérait naguère encore ces affections presque comme incurables.

Examinons en effet les bienfaits que l'hygiène et la gymnastique apportent à ces pauvres êtres chétifs et délicats qui, sans elles, auraient terminé leur existence à la fleur de l'âge, entre quinze et vingt ans, sous le coup de l'affection la plus fatale, la phthisie.

L'hygiène n'a-t-elle pas diminué, sinon fait disparaître, le choléra, ce terrible fléau qui porte les plus funestes ravages dans les localités où il déploie son action et où il faisait autrefois tant de victimes ?

Que dire enfin du typhus ? Jadis sur cent cas, la thérapeutique en guérissait à peine de quatre à six, tandis qu'aujourd'hui, de cinq à huit sur cent finissent par la terminaison fatale et peut-être même sur ce petit nombre la mort en aurait épargné quelques-

***

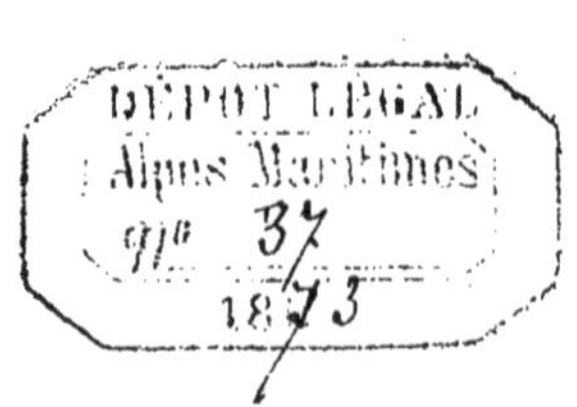

uns, s'ils n'avaient été atteints antérieurement d'une affection cachée dans l'organisme, telle qu'une maladie de cœur, des centres nerveux du foie, de la rate, de l'estomac, des poumons etc, et qui auraient fini d'ailleurs par la mort sans la complication du typhus tranchant leurs jours quelques années plus tôt.

Parlerons-nous maintenant des maladies d'infection en général, telles que, la petite-vérole, la rougeole, la scarlatine, etc, etc ; la syphilis même, cette affection qui était la terreur des siècles derniers cède à la thérapeutique et disparait commé disparaissent les manifestations paludéennes et tant d'autres maladies ; le tétanos qui, nous ne le cacherons pas, met encore aujourd'hui dans un état de grave agitation le praticien le plus expérimenté, a pourtant lui aussi de grands remèdes qui amènent parfois la guérison, tels que le curare, la calabarine, l'hydrate de chloral, le bromure de potassium, les bains et l'électricité.

En ce qui me concerne je soutiens que les progrès de la thérapeutique sont immenses, bien qu'ils n'aient pas marché du même pas que ceux de la pathologie, et je crois pouvoir l'affirmer, quand je me rappelle toutes les sources d'eaux minérales découvertes depuis peu et qui sont la cause de mille guérisons diverses ; quand je pense à l'hydrothérapie en général et à l'application de l'électricité en médecine.

Nous ne pouvons passer sous silence l'importante étude des climats, qui rendent la santé perdue à des milliers de malades tandis que d'autres, dont le mal est trop avancé, reprennent assez de forces pour vivre encore de longues années et lutter contre la fatale affection qui, sans l'aide du climat, les eût tués en quelques mois.

Je comprends que, pour notre malade l'art ne peut rien, car il n'y a aucune cure qui puisse la rétablir et la famille en est persuadée ; mais je suis convaincu que si, avec la cure des écoles empiriques, elle eût à peine survécu quatre ou cinq ans, avec la méthode rationnelle d'aujourd'hui, elle en vivra sept au moins. Eh bien ! ces deux années d'existence, bien que passées au milieu des plus cruelles souffrances sont toujours un bénéfice, chose reconnue par tous et par les médecins en particulier, s'entendant continuellement répéter par les malades chroniques : « pourvu que nous vivions nous trouverons la force pour supporter les souffrances qui nous sont destinées. » Ajoutez quelques jours à la vie de tant d'hommes éminents, morts prématurément, qu'en serait-il résulté ? Un bien infini, chacun le comprend.

Notre pauvre Herminie N., a toute la région sacrolombaire couverte de cautères, de moxas, de cautérisations ponctuées au fer rouge, de sétons, de ventouses scarifiées, et on perçoit dans ce même endroit des cicatrices de vésicatoires, de piqûres de sangsues, quel bienfait a-t-on retiré de tous ces moyens ? On en obtint ce que l'on obtient journellement de ces malheureux atteints de granulations de la conjonctive, et pour lesquels la plupart des médecins de l'école ancienne emploient encore aujourd'hui les vésicatoires, les sangsues aux chevilles, au nombre de 30 et même quelquefois de 60, les sinapismes, les tapsias, les frictions d'huile de croton ou de la solution de tartre stibié à la région mastoïdienne, ils emploient enfin des moyens si violents à en rendre malades et à affaiblir les constitutions les plus robustes ; et, dans notre cas, on en obtint une recrudescence très-sensible du mal.

Il y a aussi un certain nombre de médecins qui tout en soignant bien les malades, n'ont pas d'ordre dans leurs prescriptions, ne se souvenant parfois pas aujourd'hui de ce qu'il ont ordonné hier ; un des principaux devoirs du clinique est de se demander avant d'entreprendre la cure d'un malade, ce malade fût-il un prince ou l'homme le plus humble, s'il peut le surveiller journellement et constater ainsi la marche du mal ; car ainsi que le font quelquefois les célébrités des grandes villes qui visitent le patient une fois, et le négligent ensuite tout à fait et pour toujours, sans réfléchir qu'en l'abandonnant ils le plongent au milieu de doutes dont chacun peut comprendre les conséquences dans notre art (30). Le praticien délicat et consciencieux doit observer journellement l'effet que produisent ses ordonnances, les modifier selon les circonstances, les changer même à un moment voulu et ainsi de suite. Si le médecin exerçait son art scrupuleusement, il ne pourrait pas faire 40 et même 50 visites en un jour, comme cela arrive quelquefois à certains docteurs.

Le traitement de la sclérose est des plus incertains et l'un de ceux qui réclament conséquemment le plus d'attention, tandis que cette maladie est une de celles qui sont le plus souvent négligées par le médecin et même par le malade, suivant en cela le précepte de Romberg, prétendant que, dans les maladies incurables, on n'obtient aucun bienfait par les médicaments, et qu'on ne doit s'occuper que de leur procurer une vie plus tranquille au milieu de leur famille et une mort rendue plus douce par la présence des êtres aimés.

Je ne suis certes pas partisan de cette méthode si pessimiste, et je dis, au contraire, que les malades chroniques, comme tous les autres, ont droit à notre attention, surtout lorsqu'on voit tant de mal-

(30) La plus grande partie des praticiens Napolitains, jouissant de quelque réputation, ont l'indélicate habitude de conduire, aux lits de leurs malades privés, des médecins qui furent ou qui sont encore leurs disciples ; quand ils ont trop d'occupations, ils confient leurs clients à ces derniers (que les étudiants appellent *satellites*). On peut facilement se figurer la consternation des familles dans de semblables circonstances ; et quel doit être l'amour propre d'un médecin qui se fait introduire dans les familles sous l'autorité du respect qu'inspire son protecteur intéressé.

heureux succomber par le seul manque de soins et à
la suite d'un procédé morbide récemment survenu
et qui aurait pu être, arrêté, ou par l'accroissement
de quelque symptôme intéressant, pouvant facilement disparaître, si le docteur avait suivi son client.

Je reviens maintenant à mon sujet pour décrire
la cure à laquelle j'ai soumis ma maláde.

Connaissant l'inefficacité de certains remèdes
employés par les cliniques les plus accrédités;
tels que l'iodure et le bromure de potassium, l'es-
sence de thérébenthine, le calomel, la calabarine
etc., je fis usage de ces moyens qui, s'ils ne guéris-
sent pas, amènent du moins une amélioration sensible et j'ordonnai la belladone, le nitrate d'argent
et le mercure. J'eus aussi recours au courant électrique, à l'huile de phosphore et je prescrivis même
une fois une légère application de sangsues. L'hydrothérapie, qui aurait pu être utile en de certaines
circonstances, ne fut pas recommandée à cause du
manque de commodités ; je fis faire usage pourtant
une fois du bain tiède et je m'efforçai de mettre
en pratique toutes les règles appropriées à la circonstance, soit diathétiques, soit hygiéniques, qui
sont un des grands progrès de la thérapeutique moderne.

Voici en peu de mots comment je dirigeai le
traitement sus-indiqué :

Appelé, cinq jours après son arrivée en cette ville,
je l'examinai, et commençai de suite la cure par la
prescription suivante :

Pr : poudre de Belladone 6 centig.

Extrait de Belladone   idem.

F. 12 pilules. A prendre une le soir avant de se
coucher.

J'ordonnai aussi :

Nitrate d'argent, 6 centig.

Extrait de Seigle ergoté 9 centigr.

F. 12 pilules. A prendre une le matin à jeun.

J'essayai de faire arriver la dose de la belladone jusqu'à trois pilules chaque soir, en augmentant d'une pilule chaque soixante-douze heures. Pourtant, comme survint la dilatation de la pupille avec sécheresse de la gorge, je fus contraint de renoncer à cette tentative d'autant plus que je ne voyais pas la nécessité absolue de la continuer. Je persistai toutefois à lui administrer le sel d'argent, dont j'élevai la dose jusqu'à quatre centigr. par jour; à ce point je dus m'arrêter, à cause des symptômes dyspeptiques qui surgirent. J'entrepris alors la cure mercurielle, sous forme de frictions, usant de ce remède non comme anti-syphilitique, mais comme simple altérant, comme l'est la préparation d'argent.

L'amélioration était sensible, et la patiente se sentait soulagée, lorsque, vers la fin du mois de mars, durant une de ces magnifiques journées, qui réveillent chez tous les êtres et même chez les êtres souffreteux, la vie et la gaîté, notre malade conçut la pensée d'aller visiter le fameux rocher de Monte-Carlo, devenu un endroit d'enchantement, un vrai jardin des Hespérides, par un coup de la baguette magique de M. Blanc, son heureux transformateur. Pendant que notre malade se réjouissait, en admirant toutes les merveilles accumulées à Monte-Carlo par l'art et la nature, le temps subit une brusque variation. Herminie N. repartit immédiatement pour Menton dans la même voiture découverte qui l'avait amenée quelques heures auparavant. Arrivée à moitié chemin, la pluie et le vent survenant, elle fut contrainte de continuer sa route; mais le lendemain tous les symptômes s'aggravèrent; de nouvelles hypérémiesse produisirent et, ce qui la fit le plus souffrir, ce furent la coprostosie; et particulièrement la retention d'urine, qui m'obligea à avoir recours au cathéterisme.

Pour combattre la coprostosie dépendante de parèse de l'intestin comme celle de la vessie, (car

l'inertie paralytique de ces deux organes semble
marcher toujours ensemble, attendu qu'ils sont pour-
vus tous les deux de nerfs moteurs dérivant de la
même section de la moëlle lombaire), je fis usage
de l'infusion de séné.

Mon premier soin fut surtout de vaincre la nouvelle hypérémie survenue dans la moëlle et, pour
atteindre ce but, je fis appliquer huit sangsues,
comptant sur la constitution de la malade se conservant encore régulière. Pour certaines vues phy-
siologiques, je fis appliquer les sangsues à l'anus
au lieu de les faire mettre aux trous intervertébraux,
comme cela se fait souvent en pareil cas. Pour faire
diminuer les tremblements qui étaient redevenus
fréquents, et qui formaient le principal tourment de
la patiente, je me servis du bain chaud prolongé,
qui réussit à merveille.

Lorsque je vis que les tremblements devenaient
plus rares, que la défécation et l'émission des urines
se rendaient régulières, et que les oscillations fébriles
avaient complètement disparu, je repris la cure gé-
nérale, qui ne fut plus comme la première. Je me
servis de l'électrisation méthodique sur la région
sacro-lombaire ; que je fus obligé d'abandon-
ner aussitôt car elle était mal supportée par la
malade, et de l'huile de phosphore tant vantée par
Beaumetz qui rapporte quatre cas totalement guéris,
et qui en aurait fait presque le spécifique de la maladie en question, si l'école des spécifiques n'avait
été tout-à-fait abolie de nos jours. Je fus encouragé
à faire usage d'un tel remède, car le professeur
Tommasi, à l'époque où j'étais encore son disciple,
l'administra dans sa clinique, à un nommé Tra-
pani, de Sorrento, âgé de 40 ans et à deux autres
personnes, et en obtint, dans les trois cas, les
meilleurs résultats. Il y a beaucoup de personnes
qui croient encore à l'efficacité de ce médicament,
quoique le professeur Jaccoud le considère comme
inutile

Bien que je ne sache pas en quoi le phosphore puisse améliorer le procédé de la sclérose, personne n'en ayant encore parlé jusqu'à ce jour, pourtant plein de confiance en cet agent que j'avais vu administrer, dis-je, par ces lumières de la science j'en fis usage, me servant de leurs règles pour les doses, et j'en prescrivis de un milligramme jusqu'à trois par jour en capsules.

L'effet ne se fit pas attendre, car nous n'étions qu'au 20 avril, et déjà notre malade se retrouvait dans les conditions où elle était avant son excursion à Monaco et la motilité, aussi bien que la perception des impressions, s'étaient améliorées.

Elle voulut rentrer dans son pays natal et, le premier mai, elle quitta Menton. Le 8 du même mois, je reçus une lettre d'un de ses frères, m'annonçant l'arrivée de Herminie, et me m'apprenant que, fatiguée par le voyage, elle se trouvait exténuée, mais que le docteur qui la soignait leur assurait qu'en peu de temps, la malade se remettrait, et se trouverait dans l'état où elle était à son départ d'ici.

Nous ne pouvons faire moins que de donner ici raison à Niemeyer (31) qui dit qu'il est vrai que les bains minéraux et les climats procurent une immense amélioration au genre de maladies dont nous nous entretenons; mais il ajoute qu'il n'en est pas moins vrai que les fatigues d'un voyage, surtout quand il est long, détruisent ce bienfait; car le mouvement prolongé de la voiture est très-nuisible aux maladies chroniques de la moëlle épinière. Dans des circonstances pareilles, je crois ne pouvoir mieux faire que de conseiller aux malades atteints de la dite infirmité de choisir pour leur demeure un lieu tempéré et constant, qui ne soit pas sujet aux brusques transitions de l'hiver à l'été, ni à des changements fréquents de température, ce qu'on trouve sur le littoral qui com-

---

(31) Vol. II, page 113, traduction B. Punzi.

mence à San Remo, baigne Menton et s'étend jusqu'à Nice. (32) Si pour l'été la température des ces pays ne convenait pas à certains malades, bien qu'elle ne s'y élève rarement que jusqu'à 30° centigrades, il y a près de nous des endroits sur des collines très-fraîches, couvertes de pins où l'on peut facilement arriver après une promenade de quelques heures. Tel est Périnaldo, patrie des Cassini et des Maraldi, astronomes renommés dans l'univers entier. Pendant deux ans que j'ai séjourné dans ce village, où, depuis le mois d'avril jusqu'au mois d'octobre, on jouit d'un printemps continuel, et où la brise de la mer qui baigne la gracieuse Bordighera s'y fait sentir, depuis neuf heures du matin jusqu'à six heures du soir, le thermomètre n'a j'amais dépassé, dans les heures les plus chaudes, 24° degrès centigrades. Une seule chose manque en cet endroit, c'est la commodité de la vie, sous le rapport des hôtels et des promenades; mais je suis persuadé que les habitants de ce village ne manqueraient pas de procurer aux étrangers tout le confortable possible, s'ils voyaient seulement arriver quelques familles chez eux.

(32) Ceux qui voudraient se former une idée exacte de notre littoral, depuis San Remo jusqu'à Nice, n'auraient qu'à lire le magnifique ouvrage du docteur Henry Bennet intitulé : *L'hiver et le printemps sur les bords de la Méditerranée, ou la Rivière de Gênes, Menton etc.*

Ceux qui voudraient lire seulement sur le climat de San Remo, Nice et spécialement de Menton, je ne puis mieux faire que de leur indiquer l'ouvrage du docteur Panizzi pour la première de ces stations hivernales, celui du docteur Macario et du docteur Lubansky pour la seconde et enfin pour la dernière, le volume du docteur Bottini portant le titre : *Menton et son climat.* Je ne puis passer sous silence avec quel soin, quelle profonde érudition cette œuvre a été composée ; elle s'adresse non-seulement aux médecins par sa science médicale, aux malades par les conseils qu'elle renferme mais aussi aux gens du monde, car ce petit poëme est écrit avec une grâce toute particulière ; les descriptions y sont si parfaites et si vivantes qu'elles sont lues avec plaisir et intérèt, comme tout ce qui est sorti de la plume de cet éminent praticien cruellement enlevé depuis peu, par le plus affreux des accidents. Chacun sait dureste que le docteur Bottini écrivait avec autant de grâce et de netteté la langue italienne, sa propre langue, et la langue française ; son livre *Menton et son climat* est un de ceux qu'on devrait posséder dans les bibliothèques et conserver précieusement.

Auteurs qu'on peut consulter sur la sclérose cérébro-spinal et de celle d'autres organes.

BARWINKEL, BENEDIKT, BOMBERG, BOURNEVILLE, BOURNEVILLE et GUÉRARD, BRACHT, BROWN-SEQUARD, CARRÉ M., CAMERER, CARSWELL, CHARCOT et ORDENSTEIN, COHN, CYON, CLARKE AND JOHNSON, DUCHENNE, DUMVILLE, ECHÉVERRIA, ENCÉPHALE, FABRE, GOLD-SCHMIDT et COHN, GUÉRARD, HALLOPEAU, HENLE UND MECKEL, HASSE, HEYDE, HIRSCH, JACCOUD et HALLOPEAU, JADERHOLM, JOFFROY, KIRCHHEIM, LEYDEN, LEO, LEUBE, LIOUVILLE, MAGNAN, MEYNERT, MEREDITH CLYMER, MITCHELL, MORRIS et WEIR-MITCHELL, MULLER, NIEMEYER CANTANI, OBERSTEINER, OPPOLZER, ORDENSTEIN, ORDONEZ, RINDFLEISCH, ROMBERG, ROSENTHAL, SCHULF, SCHULTZE SKODA, TOPINARD, TROUSSEAU, VALENTINER-FRERICHS, VIERORDT, VOGT, VULPIAN WALLMULLER, WEITZENMULLER, WESTPHAL, ZENKER.

DELL' USO

DEL CLORURO DI ZINCO

NELLA BLENORRAGIA E NELLA CONGIUNTIVITE BLENORRAGICA

Estratto dal Morgagni, giornale Medico-Chirurgico di Napoli

Chi volesse annoverare tutte le sostanze vantate per la cura di un' infermità qualsiasi, avrebbe da empirne volumi. Intanto, se vi poni mente, nessuna di dette sostanze messa in ragguaglio con le altre, ha chi la pareggi, ovveramente chi le si approssimi nella virtù, non dico già chi la vinca. La quale cosa sarebbe in tutto e per tutto inesplicabile, se non si guardasse alle cagioni di questi vanti, le quali principalmente sono : lo spirito di sistema ; il desiderio di farsi singolare ; l'esito fortunato d'una o più cure ; infine la convenienza di tale o tale farmaco in tale o tale dei diversi stadii, nei quali una infirmità può e deve essere considerata.

Stimando quest'ultima cagione la sola meritevole d'essere bene chiarita e mostrata ragionevole tra le fonti di molteplicità di medicature in un infermità medesima, e del valore in più o in meno esclusivo che per la medicatura d'un dato stadio di tale o tale infirmità può avere una sostanza, noi lasceremo, come le abbiamo accennate, le altre tre cagioni. E, per nostro parere, questa cagione, oltre all' essere la sola fonte razionale, è pure la sola scientifica in tale materia, epperò feconda di criterii e di massime applicative necessarie ed utili. E veramente, se la natura d'un' infirmità è da ritenere come sempre identica a sè medesima, dal primo sino all'ultimo istante di sua durata, i momenti del suo corso non si rassomigliano punto, nè possono rassomigliarsi; perciocchè, ove così fosse, gli stadii delle infirmità, o vogliam dire le fasi loro, sarebbero da dir sogni, e il corso delle infirmità da chiamare infinito, o da dirsi finito in modo miracoloso e non intelligibile. Il principio d'una infirmità, l'incremento, lo stato, il decremento e la terminazione sono dei fatti, e vale a dire, dei veri naturali; epperò, se i medicamenti possono in tutti questi stadi adoperarsi e debbonsi adoperare per soccorrere le organiche attività, il medicamento che si ha da usare nel primo, non può certamente profittare nel secondo stadio, o nel terzo, e così prosegui. La convenienza di un medicamento in una infirmità esige, dunque, per essere razionale, la opportunità per compagna, la quale, perchè è diversa nei diversi momenti, importa diversità di medicatura nella infermità che è la medesima.

II.

Nel capo precedente ci è paruto debito di fare un accenno di taluni principii, che a noi servon di luce e di guida, non solo per valutare giustamente la virtù dei medicamenti vantati in ciascheduna infermità; ma nell'accingerci a far noi stessi uso di certi farmachi, per prenderne le indicazioni, che sono giuste, e da ultimo, per rendere conto ai proprii colleghi sì dell'uso fattone e sì degli effeti ottenuti. Sia antico un medicamento ovvero di recente invenzione; sia stato da altri usato la prima volta, ovvero la prima volta messo in pratica da noi; è stato e sarà sempre nostro costume il fermare, tra l'altre, due cose essenzialissime : 1. la natura dell' infermità che richiede il tale medicamento; 2. la fase precisa di essa infirmità. Che se questo costume importa grandi difficoltà da vincere, ed ostacoli molti da dovere superare, non è per questo che io me ne resti mai d'animo tranquillo se non ho prima fatto ogni mió potere per trionfarne; e se questo non mi riesce che assai di rado possibile, trovo che, allorquando non mi riesce mi conforta almeno l' aver voluto che mi riuscisse. Come un esempio di tale costume vo' io riferire in questo poco scritto la esperienza che ho fatto da parecchi mesi in quà sopra di un medicamento, che è il cloruro di zinco, non mai adoperato da altri, quanto mi pare, in una infermità, che con tanti altri farmachi si racconta curata e guarita. E perchè l' averlo io usato non si attribuisca a nessuna delle tre prime cagioni del moltiplicare medicamenti per una infermità, qui innanzi annoverate, dirò brevemente : 1. Il concetto che io ho della infermità nella quale ho usato il cloruro di zinco, e delle varie sue fasi; 2. I casi da me curati, e le fasi vere nelle quali il mio medicamento è riuscito utilissimo sopra gli altri ; 3. Le raggioni dell' utilità in quelle fasi ; 4. Le ragioni dell' uso e della preferenza da me ora data al cloruro di zinco nell' infermità mentovata.

III.

Nella infiammazione pura d'una membrana mucosa, allorchè una cagione meccanica, fisica, chimica ovvero organica, e sempre esteriore, le ha dato principio, sono da distinguere tre stadii : quello dell' iperemia; quello di migrazione dei leucociti e del processo di ipertrofia e di proliferazione del

tessuto come tale o di prodotto mucoso-purulento ;
e terzo, quello di rilasciamento.

1. Stadio di iperemia. Questo stadio è rappresen-
tato dal rossore vivace della iniezione dei vasi, la
quale succede alla ischemia, effeto immediato dello
stimolo alterante; come ancora dalla temperatura
più o meno esaltata, ma sempre maggiore del
naturale ; e dal dolore. Il rossore visto ad occhio
nudo è punteggiato quanto alla figura ; osservato
con lente d'ingradimento, pare fatto come da tante
stelle, i cui raggi s'intrecciano in maglie molteplici,
e suppergiù varicose e serpentine.

2. Stadio. Questo stadio è costituito dai leucociti,
ai quali vien fatto di aprirsi la via frammezzo per
le pareti dei vasi iniettati, alle giovani cellule
dello strato più profondo dell'epitelio e dei corpi di
tessuto connettivo, che crescono, si moltiplicano e
producono insieme intumescenza e secrezione mu-
coso-purulenta.

3. Stadio di rilasciamento. S'ha quando l'infiltra-
mento dei leucociti, dell' essudato e delle nuove
cellule formate, o delle preesistenti ipertrofiche si
avvizzisce, la membrana diventa flaccida, il tessuto
s'affloscia, mentre i vasi rimangono tuttora dilatati
ed iniettati. Allora si può notare o una sensibile di-
minuzione nella secrezione, ovvero un aumento di
essa, ma per poco tempo. In ogni caso però, il prodotto di tale secrezione va sempre approssimandosi
in qualità al muco normale ; e ciò è dire, che i corpi
purulenti scompaiono dalla sostanza che ne pro-
mana, e che in loro vece si veggono dei corpi mu-
cosi e delle cellule a grandi nuclei in mezzo ad un
liquido via via e ad ognora decrescente.

IV.

I casi a noi presentatisi da parecchi mesi in quà
con mucosite uretrale, sono stati ben cinquanta, e di
congiuntivite blenorroica, uno. Dei primi abbiamo
visto in 24 casi essere già principiato o vicino il terzo

stadio; degli altri 26, dieci si tròvavano nel primo stadio e sedici nel secondo. Quello con congiuntivite blenorroica si trovava nel terzo stadio esso pure. Tanto nei 24, come nei dieci, e nell' unico di congiuntivite blenorragica di terzo stadio, abbiamo noi adoperato il cloruro di zinco, disciolto nell' acqua, distillata, però nella proporzione di un gramma di cloruro di zinco in cento grammi di acqua distillata per quelli; e di un gramma di cloruro di zinco e sessanta grammi di acqua per l'oftalmico. Gli effetti che ne abbiamo veduto insorgere nei diversi infermi sono i seguenti.

A) Nei 24 con rilasciamento, la prima injezione produsse un senso di vivo dolore, e poco tempo dopo, una secrezione copiosa di un liquido incolore e simigliante a quello che suole aversi spontaneo nel primo stadio d'una corizza. Questa, dopo aver durato una decina di minuti è venuta mano mano scemando, ma non è interamente finita che dopo una ventina di minuti a un bel circa. La seconda injezione, fatta il giorno stesso è riuscita anche dolorosa, conforme è accaduto peraltri due in tre giorni; dopo i quali le injezioni, seguitate a far sempre due volte al giorno, sono riuscite presso che inavvertite. Tutte le injezioni, poi, tranne quelle dei primi giorni, e proseguite per une ventina di giorni una volta il mattino ed un'altra la sera, non hanno avuto altro risultato che la perfetta guarigione da ogni scolo.

B) Nei dieci con iperemia. Anche qui la prima injezione ha prodotto, dolore, e provocato una secrezione copiosa di natura simile alla descritta; ma, mentre la durata di tale secrezione è stata più lunga, la guarigione è accaduta in un termine assai più corto degli altri casi, i quali erano stati innanzi trattati con bibite mucilaginose, balsamici, ed astrigenti di altra sorta (solfato di zinco, tannino, solfato di rame, allumina).

C) Nella Congiuntivite blenorragica. L'uso della pennellazione fatta le prime volta ha prodotto senso

vivo di dolore, e secrezione di lagrime e di umore
mucoso abbondante; ma il dolore non è stato poi
che lieve nelle altre medicature, quantunque rinno-
vate due volte al giorno per circa una settimana;
nè la secrezione si è fatta vedere così abbondante
dopo i primi giorni, sino a che ridotta la congiuntivite alla sola ipertrofia delle glandole meibomiane
e papille, si fece ricorso all' uso del cristallo di solfato di rame.

V

Secondo questa breve esposizione dei casi da noi
osservati, e della distinzione fatta degli infermi di
1.º e 3.º stadio da quelli di 2.º si comprenderà, che
l' astringente da noi adoperato non poteva avere
altra indicazione che questa: modificare i tessuti e
tra essi il vascolare.

La modificazione, che si è inteso apportare nel
1.º stadio è: 1.º di temperare il movimento suscita-
to dalla cagione alterante negli elementi istologici:
2.º di obbligare i vasi a ristringersi sopra di loro stessi, e così impedire, che i leucociti ne migrino, e
che esuberante plasma si somministrasse alle cellule
giovani dello strado epiteliale più profondo, e ai
corpi di tessuto connettivo, che in simili casi richie-
dono ed attraggono il plasma in maggior copia per
il proprio incremento e per le nuove formazioni a
cui sono state sollecitate dalle cagioni alteranti.

Nel terzo stadio poi la modificazione che si è
inteso di portare al tessuto basico ed agli accessorii,
tra' quali è da porre i vasi, è 1.º di aiutar quello e
gli altri a riprendere lo stato di saldezza iniziale,
perduto con la infiltrazione, e poi con la scomparsa
dell' infiltrato; 2.º di cooperarne al rientramento
dei vasi nei limiti segnati dal loro stato di naturale
tono, e dal quale erano usciti per esuberanza di
sangue, e poi n' erano sostenuti lontani dalla poca
resistenza laterale dei tessuti fra i quali giacciono, e
la rilassatezza delle pareti loro medesime fatte,

varicose e serpentine per la iniezione di sangue che più o meno lungamente v'è durata.

Proporsi d'adoperare nel 2.º stadio questo nostro farmaco, sarebbe stato, non dissimilmente che per gli altri astringenti, non solo senza alcuno effetto, ma anzi con certissimo danno ; perciocchè, o irriterebbe viemaggiormente i tessuti, senza operar che poco o niente sopra de' vasi ; ovveramente, esercitando una forza costrittiva sopra gli elementi istologici dei tessuti e dei vasi, potrebbe produrre l'uno, l'altro o molti insieme di quegli effetti, che sogliono insorgere per strozzamento di circolazione, impedito movimento molecolare organico, o per la congiuntura d'entrambi.

VI.

Se ci si domandasse : perchè abbiamo noi usato il cloruro di zinco nei casi narrati, e perchè ora lo preferiamo in casi simili ai narrati, mentre sono pur tanti gli astringenti, e tra essi parecchi di quelli in cui entra il cloro (deutocloruro di mercurio, cloruro di sodio, percloruro di ferro) ; noi risponderemo : il desiderio di vedere se la sua attività astringente fosse pari a quella degli altri, ovvero maggiore o minore nei casi da noi sperimentati ; e, l'averla trovata maggiore degli altri, ce l'ha poi fatta e ce lo farà quind'innanzi preferire ad essi tutti infino a tanto che altro non ne venga a noi presentato, il quale lo avvanzi in virtù e prestezza di guarigione. Imperciocchè, quello è per noi tra i medicamenti il più meritevole d'uso, che, mentre conviene alla natura d'un'infirmità è più appropriato ad uno dei momenti che la costituiscono, e produce nell'infermo l'effetto che gli è più caro, che è la salute, nel grado possibilmente maggiore e nel tempo, che è il più breve, fattone paragone con quello di tutti gli altri richiesto pel compimento del loro risultato.

Feb. 1869.

Gran Giuseppe Reale.

www.ingramcontent.com/pod-product-compliance
Ingram Content Group UK Ltd.
Pitfield, Milton Keynes, MK11 3LW, UK
UKHW022340120726
13694UKWH00004B/1622